# DES

# ÉRUPTIONS SEPTICÉMIQUES

PAR

Claudien AULAS,

Docteur en médecine de la Faculté de Paris,
Ancien interne des hôpitaux de Lyon.

PARIS

V.-A. DELAHAYE ET Cᵉ, LIBRAIRES-ÉDITEURS

Place de l'Ecole-de-Médecine.

1878

# DES

# ÉRUPTIONS SEPTICÉMIQUES

PAR

## Claudien AULAS,

Docteur en médecine de la Faculté de Paris,
Ancien interne des hôpitaux de Lyon.

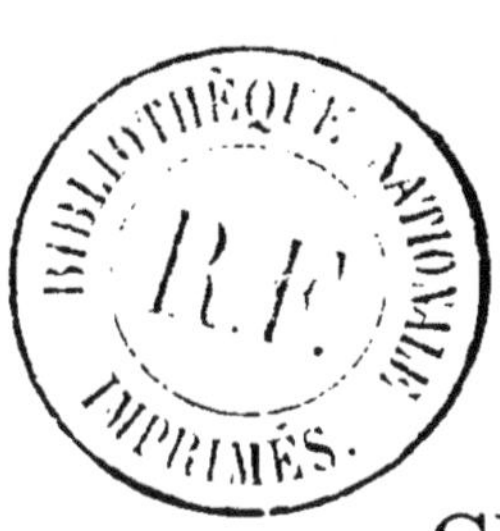

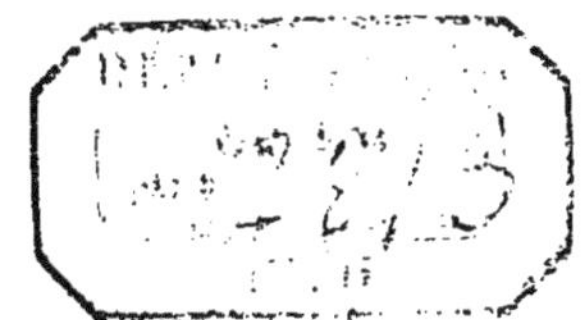

PARIS

V.-A. DELAHAYE ET Cⁱᵉ, LIBRAIRES-ÉDITEURS

Place de l'Ecole-de-Médecine.

1878

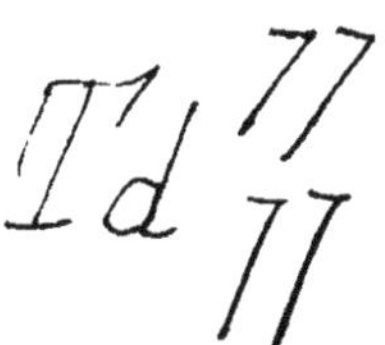

# DES

# ÉRUPTIONS SEPTICÉMIQUES

## I

## INTRODUCTION

En 1868, M. le professeur Verneuil, dans une note insérée dans la *Gazette hebdomadaire*, a attiré l'attention des médecins sur un épiphénomène se montrant souvent dans le cours de certaines affections chirurgicales, et surtout dans l'infection purulente, je veux parler des éruptions cutanées.

Après avoir cité trois remarquables observations d'individus morts d'infection purulente chez lesquels il avait observé des manifestations cutanées, M. Verneuil les faisait suivre des réflexions suivantes : « J'ai vainement cherché jusqu'ici mention de ces symptômes dans les descriptions de la pyohémie. On note comme manifestations du côté de la peau ce que tout le monde a vu, en effet, c'est-à-dire des rougeurs diffuses autour des articulations, mais rien qui rappelle les exanthèmes limités. Il me paraît impossible de nier une relation entre la pyohémie et l'éruption susdite, et je me crois autorisé à poser les conclusions suivantes :

« 1° Dans les cas de pyohémie, la peau devient parfois le siége d'éruptions exanthématiques diverses ;

« 2° Ce symptôme est l'avant-coureur d'une mort prochaine. »

Pendant le cours de mon internat dans les hôpitaux de Lyon, j'ai eu à plusieurs reprises l'occasion d'observer, soit dans des services de chirurgie, soit dans des services de médecine, des malades qui m'ont permis de vérifier de tous points les conclusions de l'éminent clinicien que je viens de citer. En effet, parmi les observations que j'ai pu recueillir, trois d'entre elles au moins m'ont paru très-concluantes à ce sujet.

Mais si on pousse plus loin dans le même ordre d'idées ses investigations, on voit que non-seulement chez les blessés parmi lesquels se développe l'infection purulente, mais encore chez tous les malades qui se trouvent dans des conditions analogues, exposés par la présence du pus dans l'organisme à une résorption putride plus ou moins complète, on peut rencontrer ce genre de manifestations.

Je veux parler des accouchées qui, pendant un certain nombre de jours après la délivrance, présentent une véritable plaie utérine, sont exposées (dans des conditions plus ou moins favorables) au développement de ce que l'on a appelé l'*infection puerpérale*, qui n'est certainement pas d'autre nature que l'infection putride par l'intermédiaire des organes du bassin.

En effet, si l'on constate que les auteurs avaient été muets jusqu'à M. Verneuil sur ces éruptions chez les blessés, il n'en est pas de même si l'on consulte les *Annales de la science* au sujet de celles qu'on a observées chez les femmes en couches, et qui sont à mon avis le type le plus parfait dans ce genre d'affections.

M. Besnier, dans l'article *Miliaire* du *Dictionnaire des Sciences médicales*, s'exprime ainsi : « Dans les différentes formes d'*infection puerpérale*, on peut voir apparaître des éruptions miliaires qui n'ont aucun caractère spécifique, aucune époque d'apparition régulière, et qui ne diffèrent en rien des autres miliaires secondaires ; elles appartiennent, soit aux *miliaires sudorales simples* (cas bénins les plus rares), soit surtout aux *formes pyohémiques ;* et c'est là ce qui explique la terreur qu'inspirait l'apparition de la miliaire à une époque où l'infection puerpérale était à peu |près inconnue. »

L'auteur précédent fait allusion à des épidémies épouvantables de ce qu'on appelait la *miliaire des femmes en couches.* Les auteurs du siècle dernier, qui nous ont laissé ces relations, frappés de la ressemblance de l'éruption qui se montrait sur les accouchées avec celle qui se montrait dans les épidémies de suette miliaire, n'avaient pas hésité à faire d'un symptôme une *entité morbide* particulière qui sévissait après les couches et cela épidémiquement.

Il n'était presque aucune femme atteinte qui ne succombât, et les ravages étaient si grands que les corps savants s'en émurent. En 1778, la Faculté de médecine de Paris mit au concours la question suivante : *La miliaire puerpérale est-elle ou n'est-elle pas une maladie essentielle ou idiopathique?* Plusieurs mémoires lui furent adressés : Planchon et Gastellier (de Montargis) répondirent négativement et eurent les honneurs de la lutte. Le mémoire de Gastellier fut couronné par la Faculté. Il s'attacha surtout à différencier la *fièvre miliaire,* qui affecte indistinctement les deux sexes, de ce qu'on avait appelé la *miliaire puerpérale.*

Je ne puis résister au désir de citer textuellement les paroles de l'auteur. Elles nous donnent la mesure de l'esprit profondément observateur d'un médecin jugeant dans des temps relativement si reculés.

Pour lui, tandis que la première est une maladie essentielle, et au sujet de laquelle l'inspection des cadavres n'apprend rien de satisfaisant, la miliaire des femmes en couches, au contraire, n'est qu'une maladie symptomatique : « Ces phénomènes, que l'on remarque après la mort des femmes en couches ayant ou ayant eu le millet, sont ceux de l'inflammation, de la putréfaction et de la gangrène dans les intestins, dans la matrice et dans quelques autres viscères, comme les poumons, le cerveau, etc..... Le bas-ventre surtout est en général le plus affecté, parce que les matières excrémentitielles, d'une âcreté et d'une putridité excessives que les femmes rendent dans cet état ou plutôt qu'elles ne rendent pas, doivent naturellement tendre à enflammer les intestins, l'utérus, etc., et à leur communiquer une disposition putride, soit par leur résorption dans les tuyaux capillaires, soit par leur propre transsudation à travers leurs tuniques..... La matrice doit être plus essentiellement affectée par la gangrène que tout autre viscère, à raison des irritations, même des contusions qu'elle a dû éprouver dans le travail. »

Je passe sous silence les théories plus ou moins humoristes de l'auteur, qui attribue la cause matérielle de l'éruption à *la combinaison de l'humeur laiteuse et lochiale résorbée;* qu'il me suffise de constater des faits.

Il est impossible, je crois, de ne pas voir dans ces quelques lignes un tableau parfait de la péritonite puerpérale, de la septicémie puerpérale, ayant présenté comme phénomènes des manifestations cutanées.

Des conditions analogues sont crées chez l'homme atteint d'une affection des voies urinaires, qui a succombé après avoir présenté des manifestations cutanées.

Enfin, pour que le tableau soit complet, les malades plus spécialement soignés dans les services de médecine, pour des affections des organes thoraciques, par exemple, viennent-ils à présenter du pus dans un point plus ou moins étendu de leurs organes avec des phénomènes généraux graves, la réceptivité morbide est créée ; on peut voir apparaître du côté de la peau les phénomènes dont nous parlons.

Je cite plus loin l'observation remarquable à plus d'un titre d'un malade qui succomba à une pleurésie purulente d'emblée et qui présenta quelques heures avant sa mort une éruption miliaire généralisée.

Ainsi, j'ai cru devoir rapprocher ce que les auteurs ont appelé les éruptions des septicémies chirurgicales, des éruptions qu'on observe dans les autres septicémies, et les grouper sous la même dénomination.

En somme, pour moi, ces éruptions, qu'elles se montrent chez les femmes en couches, qu'elles se montrent chez les hommes présentant des affections graves des voies urinaires, ou chez tout autre malade qui fait du pus dans quelque partie de son organisme, elles ne doivent pas être séparées au point de vue pathogénique. Elles sont le fait de la septicémie, ce sont au même degré et au même titre des *éruptions septicémiques*.

## II

### HISTORIQUE

M. Verneuil signale avec raison le silence des aueurs qui ont écrit sur la pyohémie, à propos du symptôme qui nous occupe ; car à part le cas de M. Gubler, ceux rapportés par Civiale, quelques autres faits restés isolés, et pour ainsi dire perdus dans les monographies et les journaux, l'attention du médecin ne parait pas avoir été attirée de ce côté.

Ce fut donc M. Verneuil, qui en 1868 éveilla l'attention des chirugiens, en publiant les trois observations que nous rapporterons plus loin. Il eut le mérite d'insister sur les données pronostiques que pouvait fournir un pareil symptôme et formula entre autres conclusions la suivante : *Ce symptôme est l'avant-coureur d'une mort prochaine.*

Après lui, MM. Reynes (Montpellier 1873), Picaud (Paris 1875), Tremblez ont étudié dans des mémoires ou dans des thèses, les éruptions cutanées survenues consécutivement aux lésions traumatiques, ou dans le cours des affections chirurgicales. Ces auteurs dont les monographies sont remarquables, n'ont pas toujours à mon avis assez absolument distingué, pour ce qui regarde ces éruptions, entre l'influence de la septicémie (empoisonnement du sang), et l'influence du traumatisme, ou du choc opératoire, se rapprochant en cela, des éruptions par influence nerveuse (émotions morales ou autres) qu'il y ait eu éveil de diathèse ou non.

Si des blessés, nous passons aux accouchées, outre les relations d'épidémies de ce qu'on appelait la miliaire des femmes en couches et que nous avons vues si bien interprêtées par Gastellier, nous trouvons dans une thèse de Paris (Borville, 1822). Sur la miliaire considérée comme maladie symptômatique), une observation très-nette, ayant trait au sujet qui nous occupe. Il s'agit d'un cas d'infection puerpérale à laquelle la malade a succombé après avoir présenté une éruption miliaire.

En 1862 M. Guéniot, dans sa remarquable thèse de doctorat, (De la scarlatinoïde puerpérale), fort des vues et du mémoire de Gastellin, reconnaît tout d'abord que depuis cette époque, la miliaire des femmes en couches, perdit tout lien de parenté avec cette maladie si vague, si complexe et si hétérogène que tous les anciens auteurs englobaient sous le nom de miliaire.

L'objet de sa thèse était de montrer avec des observations à l'appui, que la forme miliaire, (vésico-pustuleuse) n'était pas la seule manifestation cutanée que l'on pût rencontrer dans l'état puerpéral : mais qu'on pouvait y rencontrer l'*exanthème scarlatini-forme*.

M. Guéniot a évidemment fait faire un grand pas à la question. en démontrant l'identité de nature et d'origine, de ces deux variétés de manifestation cutanée. Mais M. Guéniot tout en signalant « le danger qui résulte de l'emploi d'un nouveau nom », n'hésite pas à englober, cette variété d'éruption sous le nom de *Scarlatinoïde puerpérale.*

Cette dénomination n'a-t-elle pas l'inconvénient d'éveiller dans l'esprit, touchant à la scarlatine, l'idée de rapport qui existe entre la variole et la varioloïde. De plus ne rappelle-t-elle pas, toute question de forme écartée, la confusion qui a régné pendant si longtemps au sujet de ces épidémies que les auteurs du siècle dernier appelaient épidémies de fièvre miliaire puerpérale, alors même que dans l'esprit de M. Guéniot, la scarlatinoïde signifie éruption septicémique : variété exanthème scarlatiniforme.

Enfin je cite pour mémoire seulement les observations d'éruption d'urticaire qui ont été signalées dans ces dernières années consécutivement aux ponctions capillaires des kystes hydatiques du foie. En effet ces éruptions ayant apparu dans les premières heures qui ont suivi la ponction, ne peuvent être attribuées à la septicémie, et par conséquent ne rentrent pas dans le sujet qui nous occupe.

## III

### OBSERVATIONS.

J'ai divisé en trois catégories les observations que je vais relater, suivant les conditions diverses où elles ont été observées. Le sujet n'y perdra rien dans son ensemble : l'exposé y gagnera peut-être en clarté.

A. *Observations d'éruption dans les septicémies chirur-*
*gicales.*

Obs. I. — (Publiée par M. Verneuil, Gazette hebdomadaire, 1868). Un jeune architecte de 19 ans, entre le 6 juin 1868 dans le service de M. Verneuil pour un anthrax de la joue gauche qui avait amené un phlegmon de la région sus-hyoïdienne. L'état général est grave : la langue, les dents, les gencives sont fuligineuses : fièvre intense, pouls fort et rapide ; peau tantôt sèche, tantôt couverte d'une sueur profuse. Le malade a déliré la nuit précédente. Le ventre est ballonné : urines rares et fortement colorées. Temp. 40,2.

*Eruption.* — On constate sur le dos des mains, des poignets et de l'avant-bras, des saillies rouges, éparses, rappelant tout à fait l'urticaire. Le lendemain l'éruption s'est généralisée, sur les membres supérieurs et inférieurs on dirait de gros boutons de varioloïde.

Sur l'abdomen et le thorax, on observe des plaques, larges comme la paume de la main, empiétant les unes sur les autres par leur circonférence, à contours arrondis, très-nets, très-réguliers, à peine saillants. D'un rouge très-vif au centre, ces plaques présentent à la circonférence une desquamation épidermique blanche.

Le soir du 7, toute éruption a disparu, laissant pour unique trace, un peu de desquamation et des taches ecchymotiques analogues du purpura.

Le lendemain 8, l'état s'aggrave, aussi bien l'état local que l'état général. Dans la matinée du 9, mort.

A l'autopsie, pleurésie purulente à droite ; nombreux abcès dans les deux poumons.

Obs. II. — En 1867, entre dans le service de M. Verneuil, un homme de 57 ans, atteint d'un retrécissement de l'œsophage. Santé générale passable. Un jour, après un cathétérisme avec une petite sonde d'argent, le malade accuse de la douleur à la partie inférieure gauche du cou.

Un frisson intense survient le jour suivant. Malgré deux applications de sangsues, la fièvre continue. Abattement général, altération des traits, pressentiments funestes.

*Eruption.* — Quatre jours après le début des accidents, on voit apparaître sur la face dorsale des poignets, autour des olécrânes et des rotules, des taches d'un rouge vif, arrondies, nettement circonscrites, d'un diamètre moyen d'un centimètre, sans saillie, s'effaçant incomplètement. M. Verneuil pense à une pyohémie.

Le lendemain, les taches s'étaient étendues à divers points des membres, tantôt gardant le même aspect, tantôt prenant l'apparence d'une lymphangite diffuse. Quatre jours après le début de l'éruption, mort,

*Autopsie.* — Abcès métastatiques nombreux, collections purulentes au doigt, à l'orteil, à la malléole. Foyer purulent au-dessous du point rétréci de l'œsophage.

Obs. III. — Un jeune homme entre dans le service de M. Verneuil, pour un abcès de la fosse iliaque gauche, suite d'une lésion des vertèbres lombaires: Collection ouverte; fièvre hectique, et septicémie progressive. Un jour apparurent les signes de la pyohémie, et à l'autopsie on trouva des abcès métastatiques, et une phlébite de veines iliaques externe, interne et pelvienne du côté affecté.

*Eruption.* — 48 heures avant la mort, était survenu un frisson plus violent que les précédents, à la suite duquel on constata : 1° Sur les différents points du corps des taches bleuâtres, ciconscrites, fort semblables à l'éruption bleue notée dans quelques fièvres graves. 2° Un zona bulleux qui s'était développé en quelques heures sur le côté affecté. Il partait de l'ombilic, et se prolongeait en demi-ceinture sur la paroi abdominale, longeant la crête iliaque pour atteindre le rachis. Les bulles avaient de cinq à huit millimètres. Quelques-unes étaient entourées d'une zone inflammatoire. La veille de la mort, elles étaient affaissées pour la plupart. L'ablation de l'épiderme laissait voir une coloration noire comprenant presque toute l'épaisseur du derme, et qui étaient due à une mortification de la peau.

Obs. IV. — Chez un amputé de cuisse qui succomba à la pyohémie, M. Verneuil a observé aussi sur le membre *abdominal sain* une éruption de purpura.

Obs. V. — (Empruntée à la thèse de M. Tremblez). Mme X.... 35 ans, d'une constitution robuste, et d'un embonpoint notable, a éprouvé dans ces derniers temps, de grandes fatigues et des émotions pénibles.

Le 7 mai, elle voit apparaître sur le bord libre de la lèvre inférieure, près de la commissure gauche, un anthrax avec gonflement et induration de toute la joue gauche et de la région sus-hyoïdienne.

Symptômes généraux graves. 10 mai, angine très-vive à gauche. Dans la matinée du 11, M. Verneuil est appelé, et pratique des incisions multiples. Le soir léger arrêt dans les symptômes locaux ; l'état général est toujours aussi mauvais.

Vers neuf à dix heures, le malade accuse de vives démangeaisons, suivies bientôt de l'apparition sur les deux avant-bras, les épaules, la poitrine et les deux jambes, d'une éruption très-confluente d'uriticaire.

Le 12 au matin, l'éruption est encore apparente, mais peu saillante ; en plusieurs points, les boutons d'urticaire sont remplacés par des rougeurs diffuses ayant la forme circinée.

On apprend que la malade est sujette aux poussées d'urticaire. Le malade tombe dans le coma. La mort arrive vers neuf heures du soir.

L'autopsie ne peut être pratiquée.

Obs. VI. — (Bonnard. — Bulletin de la Société médicale de la Suisse romande — 1869). — Une jeune fille de 8 ans portait depuis plusieurs jours, au pied gauche, une petite plaie de nature inconnue.

Le 17 octobre, elle éprouve des douleurs dans les jambes, et peut à peine marcher. Des symptômes généraux se déclarent. Le 21, les parents s'aperçoivent d'une poussée érythémateuse au visage et aux bras. Le 22, l'érythème s'étend au tronc et aux extrémités inférieures ; les phénomènes généraux deviennent plus graves.

La coloration de la peau s'efface sous la pression du doigt, pour reparaître bientôt après. — Dès le lendemain, un délire assez intense vient compliquer cet état général déjà très-grave.

Le 30, la mort arrive. — L'autopsie n'a pu être pratiquée.

Obs. VII. — Il s'agit d'un malade âgé de 57 ans, souffrant depuis longtemps d'une affection chronique des voies urinaires. — Cet homme éprouva un jour dans la région hypogastrique une douleur vive s'irradiant dans tout l'abdomen, exaspérée par la moindre pression, et accompagnée de frissons violents. — Quatre jours après le malade était mort.

L'autopsie montra que la vessie était le siége d'une ulcération ayant amené une perforation et une péritonite pelvienne.

Quatre jours avant sa mort, on constata sur le dos des mains l'existence de taches rouges diffuses, sans caractères distincts, et qu'on pouvait attribuer à la pression. Puis une éruption très-nette apparaissait au niveau des hypochondres. De chaque côté du thorax et symétriquement, on apercevait une vingtaine d'anneaux circinés, d'un diamètre variant entre 5 ou 6 millimètres, et 2 ou 3 centimètres. — (Thèse de M. Tremblez).

Obs. VIII. — (Recueillie dans le service de M. Verneuil, par M. Martinet). Un garçon de 16 ans, entre le 20 octobre 1875 à la Pitié. Ce jeune garçon d'une bonne constitution, après un refroidissement, a ressenti de violentes douleurs dans la cuisse gauche. — État général des plus alarmants.

Epistaxis, facies typhique. — Temp. 40°. Le surlendemain à son entrée, délire pendant toute la nuit ; le matin à la visite, il est couvert d'une éruption tout à fait analogue à l'urticaire. — L'éruption ne dura que 48 heures. M. Verneuil n'hésita pas à y reconnaître une de ces éruptions septicémiques comme il en avait plusieurs fois observé. Il porta le pronostic le plus grave.

Le délire et la fièvre persistent, et l'enfant succombe le lendemain à 6 heures du matin.

A l'autopsie, nombreux abcès à la surface des poumons ; ils sont de dimensions variables depuis l'abcès miliaire jusqu'au volume d'une noisette.

L'examen de la région trochantérienne ne permet de rien connaitre d'anormal du premier abord. — On trouve un peu de pus infiltré entre les insertions musculaires.

La section de l'os fait reconnaître une ostéo-myélite suppurée s'étendant du cartilage épiphysaire supérieur, à 6 ou 7 travers de doigt au-dessous.

L'articulation était pleine de pus.

Obs. IX. — (Recueillie par M. Poncet dans le service de M. Gayet). Pierre Ch. tonnelier âgé de 42 ans, entré à l'Hôtel-Dieu de Lyon, le 20 mai 1871, pour une ostéo-arthrite des os du tarse.

On constate un gonflement notable du pied malade. Plusieurs trajets fistuleux. — Le malade est pâle, affaibli par la suppuration. — Temp. rect. 39°. On pratique l'amputation sus-molléolaire. — Deux jours après, un peu de gangrène du lambeau. L'état général paraît cependant bon.

Dix jours après l'amputation, sur les 8 heures du soir, le malade eût un frisson, il claqua des dents. Le lendemain matin. Temp. 41° 4. — Quelques vomissements bilieux. La plaie a un aspect blafard. — On voit sur tout le membre amputé une rougeur diffuse. — Le lendemain la rougeur remonte sur la paroi abdominale du côté correspondant. — En promenant son doigt sur ces taches érythémateuses, on sent de petites papules. Sur la peau du membre, on trouve même de petites vésicules à contenu séro-purulent, pouvant être attribuées à des frictions d'onguent napolitain.

La poitrine, l'aisselle, le bras et la face dorsale des deux mains deviennent dans la suite le siége de plaques érythémateuses. Cette rougeur disparaît à la pression. En quelques points, on observe une desquamation épidermique furfuracée.

Ouverture au bistouri d'un abcès survenu à la partie supérieure de la cuisse.

Trois jours après la mort survient. L'autopsie n'a pu être faite.


OBS. X. — (Inédite). Le nommé Claude Armand, cultivateur, âgé de 35 ans, entre à l'Hôtel-Dieu de Lyon, dans le service de M. Fochier, le 3 janvier 1875, alors que j'étais interne du service.

Cet homme a eu à l'âge de 12 ans une ostéite du tibia droit, dont on voit encore la cicatrice. Elle nécessita l'ablation de petits séquestres. La suppuration se tarit peu à peu ; et la cicatrisation fut complète au bout de deux ans. — Au mois de septembre 1874, il ressentit de violentes douleurs dans la jambe du même côté, et quelque temps après, il vit se former un nouvel abcès qui s'ouvrit au 1/3 supérieur et à la face antérieure de la jambe. Depuis la suppuration ne s'est point arrêtée.

A son entrée, les parties molles étaient détruites

dans les dimensions d'une pièce de 1 franc environ à la face antérieure de la jambe ; ce qui permettait de voir le tibia complètement à nu dans une certaine étendue. — Tuméfaction considérable de la jambe, et rougeur inflammatoire. — Œdème du pied et de la partie inférieure du membre. Suppuration abondante par la fistule.

Cet état inflammatoire paraît à M. Fochier une contre-indication momentanée à toute exploration ou intervention. — Rien dans l'articulation du genou. Le malade paraît cependant dans un état général satisfaisant.

Vers le 12, la suppuration devient plus abondante et les symptômes inflammatoires plus violents.

Le 18, le malade présente, sur les membres supérieurs et la partie supérieure du tronc, un érythème disposé par plaques, et ressemblant à de l'urticaire. Le lendemain toute trace en avait disparu. Mais le 20, sans que le malade eût accusé aucun frisson, tout le corps, à l'exception de la face, est couvert d'une éruption consistant en petites élevures papuleuses également réparties et très-rapprochées les unes des autres, sur un fond rouge. — Fièvre. — Le 21, le malade a déliré toute la nuit, légère angine pultacée ; à partir de ce moment, le malade est plongé dans le coma.

Pas d'albumine dans les urines. Diarrhée persistante. Evacuations involontaires.

Le 25, l'éruption commence à pâlir.

Le 26, arthrite purulente du genou. Fusée dans le triceps. L'idée de l'amputation de la cuisse qui avait paru offrir quelques chances de succès, est abandonnée devant la gravité de l'état général.

Mort le 29 janvier à une 1 heure du matin.

L'autopsie ne put malheureusement pas être faite complètement. On dut se borner après autorisation à l'examen du membre.

Obs. XI. — (Due à l'obligeance de mon collègue et ami Mermet). Claude Plasse, boulanger, âgé de 24 ans, entre le 12 janvier 1875, dans le service de M. Létiévant à l'Hôtel-Dieu. Il est atteint d'une ostéite depuis l'âge de 8 ans (fémur gauche).

Trois jours après son entrée dans le service, M. Létiévant extrait au moyen de la gouge quelques parcelles osseuses. Jusqu'au 23, aucun accident, et le malade paraît s'acheminer vers la guérison.

Le 24, frisson et fièvre. — Le lendemain, rougeur diffuse autour de la plaie, puis elle s'étend à la jambe et jusqu'au pli de l'aine.

Plusieurs frissons le soir. Enfin dans la nuit du 29 au 30, épistaxis. Légère angine, puis apparition sur tout le corps, de plaques rouges, à élevures papuleuses, de dimensions diverses ; quelques-unes vésiculeuses au centre. Langue rouge, sèche. Le 30 au soir, les plaques ont augmenté de nombre et d'étendue, et tendent à se réunir. Temp. 36° 7 matin.

Temp. 36° 7 soir.

Le 31 à la visite. Stupeur, prostration. Pouls petit, lent. L'éruption est dans le même état.

Temp. 35° 6. L'éruption pâlit un peu. Vomissements verdâtres.

Mort le 2 février à 9 heures du soir. Pas d'autopsie. L'éruption avait pâli dans les dernières heures de la vie.

## B. *Observations d'éruptions septicémiques chez les accouchées.*

Obs. XIII. — (In thèse de Paris sur la miliaire considérée comme maladie symptomatique. — Borville, 1822). La femme B... est prise le 4ᵉ jour après ses couches, de frissons, de sueurs abondantes. Le lendemain éruption miliaire, développée sur la plus grande partie des téguments. Fièvre vive ; chaleur considérable à la peau. Enfin au bout de quelques jours avec des symptômes abdominaux qui pour l'auteur ont été masqués par les troubles cérébraux des dernières heures de la vie. C'est ce qui lui a fait présenter cette observation sous le titre d'inflammation des méninges avec miliaire.

Il est évident que la malade a succombé à l'infection puerpérale.

Obs. XIV. — (Empruntée à la thèse de M. Guéniot). Amélie B... fut prise le 4ᵉ jour après ses couches, bonnes d'ailleurs, d'un frisson intense. Le lendemain 25 mai, apparition sur la face externe et postérieure des cuisses, ainsi qu'à la région dorsale du tronc, d'une rougeur légère, ponctuée, s'effaçant sous la pression. Céphalalgie. Embarras des voies digestives. Les jours suivants, l'éruption s'étend et s'accentue davantage. Pas d'albumine dans les urines. Léger mal de gorge.

Le 30, l'état général devient moins satisfaisant, fièvre vive. 120 pulsations. L'éruption est d'un rouge intense. Le visage et les mains sont seuls épargnés. Délire.

Le 31, de très-petites pustules miliaires se sont manifestées sur la poitrine. Le 3 juin, la malade tombe dans le coma. Et le 5, vers 7 heures du soir, la mort arrive.

A l'autopsie, adhérences péritonéales et infiltration purulente du tissu utérin.

Obs. XV. — (Thèse de M. Guéniot). Hortense L... éprouve le 6° jour de ses couches, le 11 juin 1861, une sensation de froid aux extrémités inférieures. Le 12, le bras et l'avant-bras gauches sont couverts d'une éruption de petites taches rouges formant un pointillé qui rappelle celui de la scarlatine. Le soir sur cet exanthème se voient une masse considérable de petites saillies, les unes vésiculeuses, les autres déjà pustuleuses. Cette éruption envahit l'abdomen, la face interne des cuisses. La malade se plaint d'un très-léger mal de gorge. Sur la muqueuse palatine, éruption miliaire très-confluente, en tout semblable à celle de la peau.

L'état général est bon. Le 14 l'éruption pâlit, et le 15 la desquamation se fait dans tous les points.

Le 21 juin. La malade sort de l'hôpital, sans qu'aucun accident soit venu compromettre sa guérison.

Obs. XVI. — (Thèse de M. Guéniot.) X. G. présente le cinquième jour de ses couches, sur le tronc, une éruption légère, constituée par une rougeur faible diffuse, mêlée de quelques marbrures violacées. Diarrhée. Dans les jours suivants, l'éruption s'accuse davantage. Absence complète d'angine et de fièvre. Quatre jours après son apparition, l'éruption a pâli considérablement. Il existe quelques petites pustules s ur le haut des jambes à la limite de l'éruption.

Le lendemain l'éruption cutanée est complètement éteinte. Et six jours après la malade sort en très-bon état.

Obs. XVII. — (Thèse de M. Guéniot.) B., une primipare présente dès les premiers jours de ses couches des signes de péritonite localisée d'abord, puis généralisée. L'état est grave; au sixième jour, une éruption constituée par de très-petites taches rouges, sans relief à la peau, et assez rapprochées pour former une rougeur presque continue et ponctuée, s'est manifestée sur toute la surface antérieure de la poitrine, et s'étend jusqu'à la ceinture. Mal de gorge avec rougeur et légère tuméfaction de la muqueuse.

L'état général devient de plus en plus grave. Vomissement. L'éruption cutanée s'éteint après avoir duré huit jours. Enfin le malade succombe. L'autopsie n'a pu être faite.

Obs. XVIII. — (Bonnard, *Bulletin de la Société médicale de la Suisse romande*, 1869.) Il s'agit d'une femme de 38 ans, qui fut prise trois semaines après ses couches, de rougeurs diffuses sur les membres inférieurs, et qui envahirent les bras, puis la face. La mort survint quinze jours après l'apparition de l'exanthème. L'autopsie ne put être pratiquée.

Obs. XIX. — (Personnelle.) Julie B... accouche à la Maternité de la Charité le 24 août 1877, alors que j'étais interne du service. Trois jours après son accouchement, qui fut effectué d'ailleurs dans les meilleures conditions, on constate un jeu de fièvre. Temp. rectalc 39°. Pas de douleurs dans l'abdomen. Le diaphragme se contracte régulièrement. Le lendemain, apparition d'un exanthème occupant la face, le tronc et la partie interne des cuisses. Pas de symptômes généraux graves. Les lochies ont cependant un peu d'odeur. Injections intra-utérines avec une solution étendue d'acide phénique. Pas d'angine, pas d'albumine dans les urines. Au bout de quatre jours l'éruption a complètement disparu, et la malade marche rapidement à la guérison.

Obs. XX. (Personnelle.) — Ernestine G..., 24 ans, accouche à la Maternité le 20 septembre 1877. Deux jours après, sans autres symptômes graves, on voit apparaître sur le tronc un exanthème se rapprochant de celui de la scarlatine, qui dure trois jours. Pas d'angine, pas d'albumine dans les urines. La température n'a jamais dépassé 38°5. Guérison.

Obs. XXI. (Personnelle.) — Louise X..., 21 ans, accouche le 11 août 1877 à l'hôpital de la Charité. Deux jours après, je constate à la visite du soir un exanthème limité au tronc et à la partie interne des cuisses. Temp. rect. 39°. Pouls fréquent. Le lendemain matin, nous constatons avec M. Laroyenne qu'il a envahi tout le corps sans excepter la face. Rien du côté de l'abdomen. Pas de douleur spontanée ni à la pression. Fièvre assez intense le soir, avec rémission notable le matin. Albumine dans les urines.

La température rectale atteignit un soir jusqu'à 40°5. Mais le lendemain matin, nous avions une rémission de 2 degrés. L'éruption se maintient aussi intense et rappelle tout à fait celle de la scarlatine. Léger mal de gorge. A l'examen on ne constate qu'un peu de rougeur de la région.

Sulfate de quinine. Injection intra-utérine avec la solution phéniquée. Toujours pas de symptômes abdominaux; soif vive. Huit jours après son apparition, l'éruption commence à pâlir. Deux jours après elle a complètement disparu; elle a donc duré dix jours. Pas de desquamation.

L'état général s'amende, la température se maintient pendant quelques jours à 38, matin et soir. L'albumine a considérablement diminué dans les urines. Il en reste cependant toujours des traces sensibles. Enfin la malade quitte l'hôpital dans un état satisfaisant.

Les trois dernières observations que je viens de relater ont été recueillies à peu près en même temps, alors que l'infection puerpérale faisait à la Maternité de tels ravages, qu'on fut obligé de l'évacuer. Les malades se trouvaient donc dans des conditions favorables à la septicémie. Elles doivent être rapprochées de celles que M. Guéniot a rapportées dans sa thèse et a dénommées scarlatinoïdes puerpérales. Elles paraissent aussi confirmer ce que cet auteur a avancé au sujet du pronostic, qu'il considère comme bénin dans cette forme d'éruption.

Je voudrais attirer surtout l'attention sur la dernière (obs. 21), remarquable non-seulement parce que comme la plupart des fièvres scarlatines elle a été accompagnée d'un peu d'angine (symptôme constaté dans presque toutes les observations de M. Guéniot),

mais encore par la coïncidence de l'exanthème avec
l'albuminurie, ce qui aurait pu la faire prendre pour
une véritable scarlatine.

Et même, si je ne craignais pas d'être trop hardi, je
demanderais s'il ne serait pas probable que certaines
scarlatines puerpérales, décrites comme de véritables
scarlatines, n'aient pas été plutôt des éruptions septicémiques accompagnées de quelques symptômes, qui
aient pu faire méprendre les observateurs sur la véritable nature de l'affection. D'ailleurs la marche de la
maladie, de la température surtout, est complètement
différente dans les deux cas. Quoi qu'il en soit, il
existe au moins un doute dans mon esprit à ce sujet,
qu'il me soit permis de le formuler.

### C. *Éruptions septicémiques observées à la suite d'affections internes.*

Obs. XXII (recueillie par M. Monod, dans le service
de M. Broca). — Jacques Lefort, 55 ans, entre à la
Pitié le 8 janvier 1870, pour une fracture du col du
fémur droit sans complication. Maintenu au repos au
lit sans appareil, pendant deux mois et demi, il se
lève pour la première fois, le 25 mars.

Trois jours plus tard, il est obligé de reprendre le
lit; il tousse et se plaint d'oppression. On diagnostique
une pneumonie hypostatique : peau chaude, pouls
petit et fréquent, inappétence; le malade s'affaiblit
rapidement.

Le 5 avril, on constate sur les membres et sur le
tronc une éruption peu confluente, formée de taches
disposées en cercles rouges; au centre la peau garde

sa coloration normale. Ces taches disparaissent sous la pression du doigt et ne sont le siége d'aucune démangeaison.

Le lendemain, cette éruption avait disparu.

Le surlendemain, 7 avril, le malade meurt sans avoir présenté d'autre symptôme remarquable.

*Autopsie* le 9 avril. Fracture du col du fémur, extra et intra capsulaire presque entièrement consolidée. A la loupe, le tissu osseux ne présente aucune trace de suppuration.

Les deux poumons sont, au niveau du lobe inférieur, le siége d'une congestion intense. A droite, plusieurs abcès offrent les caractères des abcès métastatiques.

Obs. XXIII. — Borville, 1822, dans la thèse citée plus haut, rapporte une observation d'hépatite suppurée, compliquée d'éruption miliaire.

Obs. XXIV (Personnelle). — Jean Dumas, coiffeur, âgé de 24 ans. Entre le 24 juin 1876 à Sainte-Élisabeth, service de M. Lucien Meynet, alors que j'étais interne de service.

Ce jeune homme, d'une bonne santé habituelle, a été pris il y a huit jours de mal de tête, de perte d'appétit; et le lendemain il commençait à tousser. Léger point de côté à droite de la poitrine.

A son entrée, toux assez fréquente; expectoration blanchâtre, visqueuse. Rien de particulier à la percussion. Râles muqueux et râles sonores disséminés dans les deux poumons. Anorexie complète, langue saburrale; peau chaude. Un peu de rougeur au fond de la gorge.

Le lendemain matin, céphalalgie intense ; un peu de stupeur. T. rect. 39°,2 ; soir, 40°,6.

Le 27. Hier, dans la journée, accès de dyspnée très-intense, avec douleur vive au niveau de la pointe du sternum. Matité complète à droite et en arrière. Respiration très-obscure à la base. Point de côté très-douloureux à la partie inférieure du creux de l'aisselle. T. mat., 38°,4 ; P., 132. T. soir, 39°,6.

Le 28. Crachats jaune réglisse. Teinte cyanosée des mains. Oppression considérable. Matité toujours absolue à droite. Souffle dans toute l'étendue du poumon. Quelques râles très-fins au niveau de l'aisselle. Respiration supplémentaire à gauche. On porte le diagnostic de granulie aiguë.

Le 29. M. le professeur Teissier, notre voisin de salle, veut bien examiner le malade avec nous, et confirme notre diagnostic. Les vibrations thoraciques sont normales. L'état général paraît très-grave. T. mat., 39°,6 ; P., 116 ; T. soir, 39°,8.

Le 30. Éruption miliaire confluente sur l'abdomen. Sueurs abondantes. Aphonie. Matité complète dans la moitié inférieure droite. La respiration s'entend partout. Râles sonores dans les deux poumons. Les vibrations thoraciques sont toujours normales. Dysurie et anurie, T. mat., 37°,7 ; T. soir, 40°,1.

1er juillet. Mêmes signes stéthoscopiques. T. mat., 39°,9 ; T. soir, 39°,3.

Le 4. Un frisson hier soir. L'éruption continue et a envahi toute la poitrine.

Mort dans la nuit du 4 au 5.

*Autopsie.* La plèvre droite est remplie d'un pus extrêmement fétide. Rien dans les autres viscères.

Cette observation est remarquable à plus d'un titre.
D'abord, elle peut rentrer dans celles que M. Woilley
a décrites sous le nom de pleurésies latentes, ou ren-
dues presque impossibles à diagnostiquer, par le
concours d'adhérences pleurales. Je n'ai pas à entrer
dans la discussion de la lésion pleurale, mais je ne
puis passer sous silence la coïncidence de la pleurésie
purulente et de l'éruption miliaire, qu'il faut entièrement considérer comme une relation de cause à effet,
et, dans le cas présent, cette éruption, en présence de
la presque impossibilité du diagnostic de la lésion pul-
monaire, n'aurait-elle pas pu mettre sur la voie et
faire dire : Il y a du pus quelque part.

Comme on le voit, l'éruption, outre qu'elle sert au
pronostic, peut, dans certaines circonstances, ac-
quérir l'importance d'un signe révélateur.

## IV

### DES DIVERSES FORMES DE L'ÉRUPTION.

Si l'on jette un coup d'œil d'ensemble sur ces observations, on peut remarquer qu'au point de vue de la
forme de l'éruption, certaines variétés (*zona purpura*)
sont extrêmement rares. Au contraire, l'érythème
simple ou papuleux, la variété d'éruption septicémique analogue à l'urticaire, ont été signalés plusieurs
fois. Quant à la forme vésico-pustuleuse ou miliaire,
si elle ne figure pas souvent dans les vingt-quatre
observations que j'ai rapportées, on devra remarquer
qu'elle est cependant de toutes la plus fréquente

comme manifestation cutanée de la septicémie, puisque dans les relations d'épidémies qui ont sévi sur les accouchées vers le siècle dernier, cette forme a été uniquement notée par tous les observateurs.

Les diverses variétés d'éruptions peuvent-elles éclairer quelque peu sur la gravité du pronostic ? Sans altérer évidemment, en aucune façon la loi générale posée par M. Verneuil, à propos des septicémies chirurgicales, je ferai remarquer que si la variété urticaire et miliaire ont été presque constamment suivies de mort, il n'en est pas de même de l'exanthème scarlatiniforme observé chez les accouchées.

M. Guéniot est disposé à regarder le pronostic comme d'un meilleur augure, et les trois malades que j'ai eu l'occasion d'observer à la Maternité confirment pleinement cette manière de voir.


# V


## PATHOGÉNIE


Les éruptions cutanées dues à l'influence de la septicémie nous paraissent donc un fait clinique bien établi. Sans doute, il eût été intéressant de produire ces éruptions chez les animaux auxquels on avait inoculé du pus provenant d'un malade atteint d'infection purulente. Malheureusement, la peau de ces animaux couverts de poils nous met dans des conditions tout à fait défavorables à l'observation de ces phénomènes.

Quant à l'action intime du pus de certains malades, ur la production des symptômes cutanés, son interprétation laisse le champ libre aux hypothèses. Et je dois dire que celles qui ont été émises sont loin de satisfaire complètement l'esprit. Qu'on admette, en effet, des suppurations métastatiques du derme ou un dépôt de globules purulents à la surface du derme ; ces interprétations, qui pourraient à la rigueur être acceptées s'il s'agit de pustules ou de vésico-pustules, ne sont plus admissibles lorsqu'on a affaire à la variété urticaire ou à l'érythème simple ou papuleux.

J'ai pris soin d'établir au commencement de ce travail que l'infection purulente n'était pas la seule condition qui pût favoriser l'approche des symptômes cutanés ; mais que, dans certaines conditions, la présence du pus en dehors de la pyohémie y suffisait aussi.

Quelles sont donc ces conditions ? Il faut les rechercher, je crois, dans la fétidité ou dans la putridité du pus. M. Charles Robin (*Traité des humeurs*) a établi que les effets sur l'économie de cette altération du pus, déjà étudiées, du reste, par Sédillot et Bérard, étaient ceux d'un véritable empoisonnement, c'est-à-dire de l'introduction dans le sang de certains principes immédiats accidentels vénéneux.

« Aussi, dit cet auteur, l'infection putride peut guérir ; elle peut présenter des variations pendant les cicatrisations d'un jour à l'autre, selon qu'on a laissé séjourner ou non le pus, tandis qu'il n'en est pas de même dans l'infection purulente. »

Cette assertion paraît être en rapport avec le pronostic fatal ou relativement bénin qu'on peut tirer de la constatation de l'éruption dans telle ou telle circonstance.

La fétidité du pus a été notée dans plusieurs des observations que j'ai relatées. « Le pus par lui-même n'est pas fétide, fait observer M. le professeur Robin. Mais il paraît que la dissolution des gaz qui arrive molécule à molécule, dans des foyers purulents, est une condition favorable à l'altération des principes constitutifs du pus. Cette altération se manifeste dans les cas où, l'abcès étant ouvert, le foyer se trouve en communication avec l'air extérieur; c'est ce qu'on voit souvent dans les abcès par congestion.

Cette altération porte d'abord sur les substances albuminoïdes du sérum du pus. En général, lorsque le pus devient fétide, il dégage une certaine quantité d'hydrogène sulfuré. En même temps, par décomposition des substances albuminoïdes, il se produit de l'ammoniaque et de l'acide carbonique, de sorte que là on trouve principalement du sulfhydrate et du carbonate d'ammoniaque.

Dans certains abcès ou certaines collections purulentes non ouverts, l'air vient altérer le pus, non plus directement, mais en filtrant par endosmose à travers les parois. C'est une des variétés des abcès fétides de Velpeau; ils sont fréquents autour des gencives, du maxillaire inférieur, dans la langue, les joues, sur les côtés ou sur la partie antérieure du larynx, du pharynx, de la trachée artère. » M. Diéder a communiqué à M. Charles Robin l'observation d'un abcès de la plèvre présentant une extrême fétidité, quoique la plèvre ne communiquât plus avec l'extérieur.

J'ai rapporté aussi (obs. XXIV) un cas dans lequel

il sortit de la cavité pleurale un pus d'une odeur repoussante, vingt-quatre heures après la mort.

Enfin, la fétidité provient, dans certains cas, non pas de son altération en présence de l'air, mais de son mélange endosmotique au travers des membranes de séparation des cavités avec les principes des matières odorantes. Telle est la fétidité spéciale de la suppuration des abcès urineux et stercoraux.

En résumé, sans vouloir rien préciser d'une façon trop exclusive, et par cela même incomplète, et pour nous en tenir à des considérations générales, qui ont du moins l'avantage de ne rien préjuger sur la nature de la question, nous admettrons que chez les individus qui font du pus dans quelque point de leur organisme, ces éruptions ont lieu par altération du sang, que ce soit comme dans l'infection purulente, une altération *totius substantiæ* des principes coagulables du sang (Ch. Robin), ou bien une septicémie, en un mot, causée par la fétidité du pus. Il y a le poison septique comme il y a le poison variolique.

L'état actuel de la science ne permet pas d'en dire davantage.

## VI

### CONCLUSIONS

En résumé, je crois pouvoir conclure des considérations précédentes :

1° Qu'on observe souvent dans le cours des septicémies, soit chirurgicales, soit puerpérales ou autres, des éruptions cutanées :

2º Que ces éruptions, quoique observées dans des conditions diverses, doivent être rapportées à la même cause pathogénique, et réunies sous le titre d'*éruptions septicémiques*.

4º Quant à la cause plus ou moins directe de ces symptômes cutanés, elle réside dans un véritable empoisonnement du sang (poison septique) par le pus (infection putride, infection puerpérale).

4º Au point de vue du pronostic, cet épiphénomène est généralement d'un fâcheux augure. Comme l'avait déjà établi M. Verneuil, il est l'avant-coureur d'une mort prochaine. Quelques-unes de nos observations tendraient cependant à atténuer la sévérité de ce pronostic et à faire regarder avec M. Guéniot la variété érythème simple (exanthème scarlatiniforme) comme d'un pronostic relativement bénin.

Telles sont les considérations que j'avais à présenter sur les éruptions septicémiques. Je ne saurais terminer sans remercier M. le Dʳ Fochier, chirurgien de la Charité, à l'instigation duquel j'ai entrepris de les exposer.

# TABLE DES MATIÈRES